ERNST SCHUBERTH

Mit dem Computer leben

In den achtziger Jahren hat eine junge Technik immer breiter Einzug in die Arbeits- und Privatwelt gehalten: die Computertechnik. Ihre Entwicklung reicht in das letzte Jahrhundert oder – wenn man frühe Konstruktionen von Rechenmaschinen und Automaten hinzuzählt – bis zu Denkern wie Leibniz (1646–1716) oder sogar in die Antike zurück. Die geschichtliche »Ahnenforschung« des Computers hängt allerdings davon ab, was man an ihm als wesentlich betrachtet. Erst in unserem Jahrhundert wurden durch Menschen wie Konrad Zuse (geb. 1910) und vor allem durch John v. Neumann (1903–1957) die Prinzipien der heute üblichen Computer entwickelt und – wie sollte es anders sein – für militärische Zwecke verwendet. Bis in die sechziger Jahre hinein gab es aufwendige Konstruktionen mit – vom heutigen Standpunkt aus betrachtet – primitiver Technik, deren Verwendung dem Militär, der Forschung und relativ wenigen Rechenzentren staatlicher oder kommerzieller Anwender vorbehalten war. Im vergangenen Jahrzehnt traten dann immer kleinere und leistungsfähigere Geräte an Arbeitsplätzen auf, deren Aufgabenstellung primär gar nichts mit der Maschine zu tun hat. Waren es früher Programmierer und verwandte Berufe, die Stunden an einem Computer verbrachten, so sind es heute Millionen von Menschen, die einen sogenannten »Bildschirm-Arbeitsplatz« be-sitzen. Dort treten ihnen die Computer, die auch als Geräte der Datentechnik oder Mikroelektronik bezeichnet werden können, durch eine Art Schreibmaschinentastatur – das Keyboard –, eine Diskettenstation, einen Bildschirm und eventuell einen Drucker entgegen.

Sieht man sich ein wenig um, so kann es einen sehr überraschen, welche verschiedenen Tätigkeiten mit diesem Gerät auszuführen sind: Da wird an einer Kasse gerechnet und eine Quittung erstellt – der Computer also tatsächlich noch als »Computer« verwendet (»computare« ist lateinisch und heißt »rechnen«); an anderer Stelle wird er von einer Sekretärin für den Einsatz eines Textsystems verwendet; in einer Lagerhalle dient er als Lagerhalter, erfaßt dort die Bestände, gibt ihren Ort an und macht eventuell Bestellungsvorschläge. In Reisebüros werden mit Computern Buchungen vorgenommen; die Bundesbahn druckt

Dieses Merkblatt ist auf chlorfrei gebleichtem Papier gedruckt, wie es die internationale Umweltschutz-Organisation »Greenpeace« empfiehlt.

mit ihnen Fahrkarten aus. Die Liste der Anwendungen ist fast beliebig verlängerbar.

So vielfältig die offenkundigen Anwendungsbereiche sind, stellen sie doch nur die Spitze eines kaum sichtbaren Anwendungsbereiches dar, der für die meisten weniger zum Bewußtsein kommt als die Bildschirme an Schaltern, Kassen oder Verkaufstresen. Die vielgenannten Mikrochips stecken nicht nur im Inneren der Computer, sondern auch in vielen anderen mikroelektronischen Schaltungen – etwa in Waschmaschinen, Fahrstühlen oder Autos. Das sind aber nur kleine Bereiche. Die eigentliche Großmacht dieser Technik steckt in den weltweit vernetzten Datensystemen, die als Geldtransportsysteme, Börsensysteme, Datenbanksysteme usw. in Verbindung mit der Nachrichtentechnik unser Leben aus dem Hintergrund weitergehend mitbestimmen. Dies kommt nur wenigen Menschen zum Bewußtsein. Schon im relativ überschaubaren Bereich des Autoverkehrs einer Stadt weiß der einzelne Autofahrer kaum, daß ein Computer die Verkehrsströme, also auch sein Anhalten und Starten vor Ampeln steuert. So sind heute oft über große Entfernungen, wie etwa im Zusammenspiel industrieller Produktion und ihrer Zulieferbetriebe, Hunderttausende von Menschen durch Computer in ihren Arbeitsvorgaben aufeinander bezogen und miteinander verbunden.

Datentechnik dient u. a. der *Steuerung* von Verkehrs-, Geld- und Warenströmen, der *Überwachung* (Kontrolle), der *Berechnung,* der *Darstellung,* der *Simulation* und nicht zuletzt der *Datenspeicherung.* Hinter jedem Anwendungsbereich steht heute eine differenzierte und ausgefeilte Technik, die zum Teil noch erhebliche Entwicklungsmöglichkeiten in sich trägt.

Jeder, der neu an einen Bildschirmarbeitsplatz kommt, erlebt charakteristische Änderungen seiner bisherigen Tätigkeit und – wohl in den meisten Fällen – typische Anfangsschwierigkeiten. Für alle, die nicht speziell sich mit dem Aufbau und der Funktion dieser Geräte beschäftigt haben, bleiben die Leistungen der Computer überraschend und im Kern unverständlich. Sie fordern einerseits meistens ein sehr streng vorgeschriebenes Verhalten, geben andererseits vielfältige Erleichterungen und machen sich fast durchgehend sehr rasch unentbehrlich. Mancher erlebt vom Umgang mit dieser Technik Rückwirkungen auf sein eigenes Verhalten. Gerade in der ersten Begegnung stellen sich viele Fragen, die nur allzuoft unbeantwortet bleiben. Später tritt dann Gewöhnung ein. Man lebt mit der Maschine wie mit anderen technischen Geräten. Im Unterbewußten aber bleiben viele Fragen stehen: Worum handelt es sich bei dieser Technik? Was kann sie alles leisten, und gibt es etwas, was mit ihr *nicht* gemacht werden kann? In welchem Verhältnis steht der Mensch zu dieser Technik? Welche Einflüsse gehen von ihr auf unsere Gesellschaft aus? Ist es richtig, wenn wir bedeutende Angelegenheiten, die alle Menschen angehen, wie etwa eine automatisierte Verteidigung, die Steuerung von Wirtschaftsabläufen oder die Lenkung von Geldströmen, weitgehend solchen Geräten überlassen? Wie verändert sie mich?

Es soll versucht werden, auf die damit verbundenen prinzipiellen Fragen in den folgenden Abschnitten einzugehen.

Vom Wesen des Computers

Wir haben einleitend auf einige von den vielfältigen Erscheinungsformen der Datentechnik und auf eine Reihe von Anwendungen hingewiesen. Was macht diese verschiedenen Anwendungen möglich? Was ist das Wesen der Datentechnik?

Vergleicht man den Computer mit anderen Maschinen, so fällt auf, daß er eigentlich selbst keine – oder wenigstens fast keine – physische Arbeit verrichtet. Auch wenn ihm ein Drucker angeschlossen ist, so *steuert* er diesen nur. Er selbst druckt nicht. Damit steht er im Gegensatz zu allen Maschinen, die Kraft erzeugen, also wie eine Dampfmaschine, ein Explosionsmotor oder ein Elektromotor. Der Energieverbrauch ist gering und wird ständig – pro ausgeführte Operation – weiter verringert. Energie und Stoff sind zwar nicht ganz vermeidbar, sind aber als auftretende Wärme bzw. Leitungswiderstände Störfaktoren für das eigentliche Funktionieren. Die zentralen Vorgänge in einem Computer sind aber auch nicht mit jenen Techniken verwandt, die durch Bewegungsumwandlungen menschliche Geschicklichkeit nachahmen, wie etwa bei einer Spinnmaschine, einem Webstuhl oder ähnlichem.

Was kann einem Erfinder als Idee vorschweben, wenn er einen Computer bauen will? Im Grunde etwas sehr Einfaches und doch Wirkungsvolles! Es soll ein Gerät geschaffen werden, das bei einer definierten Anzahl von Bedingungen einen eindeutig definierten Zustand annimmt. Das klingt sehr abstrakt, hat aber konkrete Realisierungen. Bei der heute gebräuchlichsten Form von Computern werden die Bedingungen als Schalterstellungen – Ein/Aus – gegeben, und ebenso sollte der gesetzmäßig zugeordnete Gesamtzustand eine Schalterstellung, also Ein oder Aus bzw. eine rasche Folge von vielen Schalterstellungen bedeuten.

Es gehört gerade zum Charakteristischen dieser Technik, daß keine weiteren inhaltlichen Bestimmungen mit diesen Bedingungen verbunden sind.

Wie sich schon im vergangenen Jahrhundert bei rein wissenschaftlichen Untersuchungen der formalen Logik ergab, haben drei Grundschaltungen eine herausragende Bedeutung für die Formulierung komplexerer Bedingungen. Wir versuchen, dies an einem einfachen Stromkreis zu erläutern und raten auch dem technisch nicht versierten Leser, das folgende nicht zu überschlagen:

Nehmen wir an, daß bei + sich der positive Pol, bei – der negative Pol einer Spannungsquelle befindet. Es ist in den Stromkreis eine Lampe eingeschaltet. Schalter 1 und Schalter 2 können geöffnet und geschlossen werden. Die Betätigung eines Schalters bedeutet immer, daß der schräg gezeichnete Kontakt am unteren Ende nach links bewegt wird. Wann wird nun in den einzelnen Fällen die Lampe leuchten?

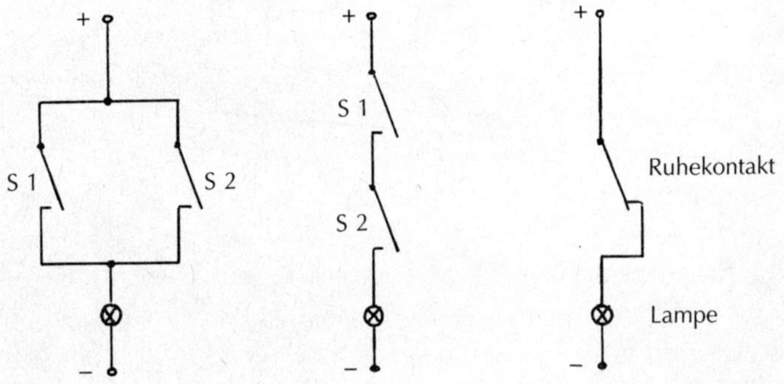

Im ersten Fall leuchtet offensichtlich die Lampe, wenn Schalter 1 *oder* Schalter 2 *oder* beide betätigt werden. Im zweiten Fall leuchtet die Lampe, wenn sowohl Schalter 1 *und* Schalter 2 betätigt werden. Im dritten Fall haben wir es mit einem Ruhekontakt zu tun: Der Stromkreis ist geschlossen, wenn der Schalter *nicht* betätigt wird. Solche Schalter hat man beispielsweise am Kühlschrank: Die sich schließende Tür betätigt den Schalter und löscht damit das Kühlschranklicht. Dieselben Schalter findet man auch an Autotüren.

Wählt man statt der Lampen wiederum elektrische Schalter, so werden diese durch den Zustand der vorangehenden Schalter betätigt oder nicht betätigt. So lassen sich ganze Gewebe von Bedingungen aufbauen, die dazu führen, daß ein gewünschtes Verhalten eintritt.

Will man beispielsweise eine einfache Fahrstuhlschaltung konstruieren, so macht man sich klar, wann der Fahrstuhl sich in Bewegung setzen darf: Die Tür muß geschlossen sein *und* die Lichtschranke darf *nicht* unterbrochen sein *und* es darf das zulässige Gewicht nicht wesentlich überschritten sein *und* es muß ein Knopf, der nicht zu selben Etage gehört, innen *oder* außen gedrückt sein. (Die letzte Bedingung bedeutet tatsächlich eine Reihe von Oder-Bedingungen.) Ingenieure, die heute solche Schaltungen entwerfen, können mit großer Leichtigkeit viel kompliziertere Bedingungs-Gewebe überschaubar darstellen und für die Praxis realisieren.

Die Möglichkeit, Bedingungen durch Und-, Oder- und Nicht-Schaltungen (das Und oder das Oder können sogar weggelassen werden) zu realisieren, schafft den wesentlichen Teil der heute üblichen Computertechnik. Die Mikrochips sind es, auf denen sich in großer Zahl Schalter finden, die allerdings nicht mechanisch bewegt werden, sondern aufgrund von besonderen elektrischen Stoffeigenschaften rein elektrisch funktionieren.

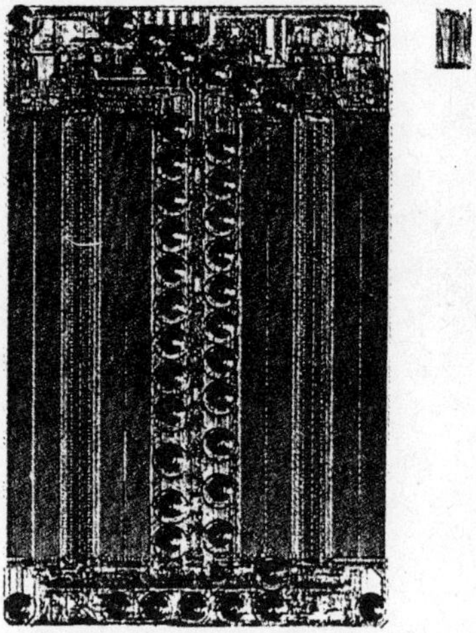

Ein 64 K-Bit-Speicherchip in starker Vergrößerung und in (oben rechts) Originalgröße.

Was ist Sinn und Nutzen eines solchen Gerätes, das uns erlaubt, nach gewünschten Bedingungen ein Aus oder Ein herzustellen? Die kleinen Silizium-Scheibchen, die heute meistens noch den Kern eines Computers ausmachen, haben zwar eine physikalische Struktur, die ihnen im komplizierten Fertigungsprozeß aufgeprägt wurde, ihre *Verhaltensstruktur,* welche bewirkt, daß die gewünschten Reaktionen eintreten, muß ihnen aber noch aufgeprägt werden. Das geschieht im *Programmieren.* Im Rahmen des technisch Möglichen kann also noch bestimmt werden, welches Verhaltensmuster bei den verschiedensten herstellbaren Bedingungen befolgt werden soll.

Diese Möglichkeit, im Programmieren weitgehend willkürlich Verhaltensbedingungen zu formulieren, hat die Psychologin Sherry Turkle veranlaßt, von der »Wunschmaschine«[1] zu sprechen, denn was in den oben angegebenen Schaltungen elementar vorliegt, kann zu fast beliebiger Komplexität gesteigert werden. Ganze Abenteuerwelten werden als Telespiele entworfen und zum Kauf angeboten. Allerdings bleibt ihnen eigen, was schon bei der einfachsten Fahrstuhlschaltung galt: Sie antworten auf regelhaftes Verhalten durch regelhaftes Verhalten. Und dies ist, was vielen Anwendern am Bildschirm-Arbeitsplatz zuerst begegnet: Sie haben sich eine Vielzahl von Verhaltensregeln anzueignen, sich ihnen zu unterwerfen. Wird von ihnen abgewichen, so wird nicht viel Spielraum von der Maschine »geduldet«. Das Anlernen an einem Computer bedeutet, Regeln befolgen lernen.

Was können wir nun auf einem Computer programmieren? Alles, was sich als Verhaltensmuster in Regeln bringen läßt. Dabei ist nicht die Frage, ob diese Regeln sinnvoll sind und auf irgendeinen Wirklichkeitsbereich Bezug nehmen. Sie können willkürlich formuliert und bar jeden Sinnes sein. Nur Regelhaftigkeit ist notwendig.

Ein Feld, wo begriffliche Beziehungen sich in besonders einfacher Weise als ein regelhaftes Manipulieren mit Zeichen darstellen lassen, ist das *Rechnen.* So ist es nicht weiter verwunderlich, daß die ersten Maschinen dieser Art »Computer« oder »Rechner« genannt wurden. Sie haben aber eigentlich damit nicht speziell zu tun. *Das Wesen des Computers ist die Herstellbarkeit eines Bedingungsgewebes, das selbst inhaltlich keine qualitativen Bestimmungen besitzt, sondern inhaltsneutral nach vorgegebenen Bedingungen bestimmte Zustände anderen Zuständen zuordnet.*

Was also ist mit einem Computer darstellbar? Alles, was sich in Regeln fassen läßt – und das ist sehr viel: vom einfachen Rechnen bis zum menschlichen Verhalten in wiederkehrenden Situationen. Ist also alle menschliche Tätigkeit vom Computer nachzuahmen? Manche Autoren äußerten die Auffassung, daß in den irrationalen Gefühlen des Menschen ein Bereich vorläge, der den Maschinen unzugänglich sei. Man kann gern zugeben, daß die Maschinen keine Gefühlswelt haben, aber wenn wir unser Handeln durch irrationale Gefühle bestimmen lassen, sind wir für den Außenbetrachter am leichtesten als regelhaft zu erkennen – wie beim Verhalten Verliebter, beim Streit von Ehepartnern, beim »Diskutieren« am Stammtisch usf.

Vielfach wird heute suggeriert, daß der Computer – überlegener – Partner des Menschen werden könne. Er nimmt tatsächlich in zuneh-

---

1 Turkle, Sherry, Die Wunschmaschine. Vom Entstehen der Computer-Kultur, Reinbek 1984.

mendem Maß Entscheidungen ab oder beeinflußt sie maßgeblich. In weit größerem Umfang als die meisten es ahnen, greifen solche Entscheidungen in das gesellschaftliche Geschehen ein. Damit stellt sich die drängende Frage nach dem Verhältnis menschlichen Denkens und Erkennens zu der geistigen Tätigkeit, die wir auf die Computer abgebildet haben. Denn für das bewußte menschliche Handeln ist gerade das Durchschauen der Gründe, das Erkennen der Zusammenhänge und das Durchdenken von Alternativen charakteristisch. Wir wenden uns deshalb dem Wesen des Denkens und des menschlichen Erkennens zu. Denn nur wenn wir dies hinlänglich durchschauen, läßt sich die Beziehung zur Maschine bestimmen.

Vom Wesen des Denkens und des menschlichen Erkennens

Gespräche können eine sehr unterschiedliche Qualität haben: Einmal plaudert man über das Wetter und stellt dabei fest, was jeder sieht, wie man es findet und was man erhofft. Anders ist es, wenn wir etwa einen Freund blaß auf uns zukommen sehen und ihn fragen: »Was hast Du?« Wir sehen ein Phänomen und fragen nach der Ursache. Wir wollen es im Zusammenhang mit anderem verstehen. Wenn er dann etwa sagt: »Ich habe gerade einen Unfall gehabt und gehe die Polizei anrufen«, dann wird uns seine Blässe verständlich. Wir haben sie in *Zusammenhang* mit anderem gebracht.

Was an diesem alltäglichen Beispiel – es muß ja nicht immer ein Unfall sein – deutlich wird, gilt für alle Erkenntnissuche des Menschen bis in die Wissenschaften hinein: Wir wollen nicht nur konstatieren, daß uns eine Erscheinung gegenübersteht, sondern wir wollen sie im *Zusammenhang* mit anderem verstehen. Die *Sinne* können uns vom Dasein eines Dinges, Vorganges oder Wesens überzeugen, das *Denken* setzt das einzelne in Beziehung zu anderem und macht es uns dadurch verständlich. So verstehen wir das Ausfallen einer Lampe, wenn wir den durchgebrannten Glühfaden, die herausgesprungene Sicherung oder den Stromausfall feststellen. Wir bringen die Erkältung eines Kindes in Zusammenhang mit dem Herumlaufen draußen in der Kälte ohne warme Jacke usf.

Gehen wir etwas genauer auf die einzelnen Schritte ein, die man in einer Erkenntnis vollzieht: Am besten macht man sich zunächst diese Schritte an einem Beispiel klar, das nicht zum täglich gewohnten Umgang gehört und doch gut verstanden werden kann. Nehmen wir also an, wir sehen auf dem Tisch eines Bekannten eine schöne große

Holznuß liegen. Wozu mag sie dienen? Ist sie eine Dose, ein Tischfeuerzeug oder nur ein Ziergegenstand? Wir nehmen sie in die Hand und bemerken, daß sie zu öffnen ist. Ein starkes Scharnier verbindet die beiden Teile an einem Ende. Innen finden sich auf beiden Teilen je zwei Höhlungen, eine etwa in Walnußgröße, die andere in Haselnußgröße. Wir sind zufrieden, das Rätsel gelöst zu haben. Die etwas ungewohnte Form eines Nußknackers läßt uns zugleich auch den Gedanken des Erfinders erfassen: Die äußere Form soll zugleich auf die Nüsse verweisen.

Welchen Gewinn haben wir aus diesem Erkenntnisvorgang gezogen? Wir sind von der bloß sinnlichen Erscheinung der Farbe und Form zur *Funktion* übergegangen und haben den Gegenstand damit sowohl in Beziehung zu den Nüssen wie zu anderen Geräten gleicher Funktion gesetzt. Was vorher isolierte Erscheinung eines Einzeldinges war, steht nun in Zusammenhang zu vielem anderen. Dieser Zusammenhang ist aber selbst *nicht* sinnlicher Gegenstand, sondern nur geistig, denkend zu erfassende *Beziehung*. Wir haben das *Denken* betätigt, als wir den Gegenstand als einen Nußknacker erkannten. Das Denken bildet also nicht – wie oft behauptet wird – das sinnlich Gegebene ab, sondern es setzt das einzeln sinnlich Gegebene in Beziehung zu anderem. Beziehung kann aber nur denkend erfaßt werden.

Betrachten wir unsere Auseinandersetzung mit dem Nußknacker noch ein wenig genauer: Zuerst haben wir ihn mit den Augen wahrgenommen, ihn angefaßt und ihn bewegt. Wir waren ganz an den konkreten Gegenstand hingegeben. Dabei durchliefen wir in der Vorstellung schon verschiedene Funktionsmöglichkeiten (Dose, Tischfeuerzeug, Ziergegenstand). Als wir dann den Nußknacker erkannten, tauchten wahrscheinlich viele andere Bilder von Nußknackern auf, die wir kennen: einfache Metallknacker, Nußknacker-Männer, Nußknacker mit Schraubgewinde usw. Wie verschieden können doch Nußknacker aussehen! Keiner kennt sie alle, und keiner kann wissen, in welchen Formen künftig Nußknacker hergestellt werden. Was ist ihnen allen gemeinsam? Letztlich gibt es kein einzelnes sinnliches Merkmal – keine Farbe, keine Form, kein Material usw. –, das zwangsläufig bei einem Nußknacker auftreten müßte. Einzig und allein die *Funktion* – nämlich Nüsse zu öffnen – ist ihnen gemeinsam, und dies ist eine gedankliche, keine sinnliche Bestimmung! Ein *Geistiges* ist es, das die vielen Erscheinungen verbindet!

Oft wird gesagt, der Begriff sei aus den vielen Erscheinungen »abstrahiert«. Das Gegenteil ist der Fall: Das einzelne wird dadurch zu einem

Nußknacker, daß es Anteil an der begrifflichen Bestimmung, an der Funktion hat. Der erste primitive Nußknacker, der vielleicht nur aus zwei Steinen bestand, wurde in dem Augenblick zum Nußknacker, als ihm diese Funktion zuerkannt wurde. Wie »sieht« der reine Begriff des Nußknackers, der auf alle Einzelfälle anwendbar ist, nun aus? Gar nicht, denn er trägt *keine* sinnlichen, sondern nur durch das Denken bestimmbare begriffliche Merkmale. Diesen unanschaulichen Begriff »abstrakt« zu nennen, ist unangemessen, denn er gibt dem einzelnen Gegenstand doch überhaupt erst seinen Sinn, schließt ihn mit anderen Erscheinungen zusammen und macht ihn dem Menschen nützlich. Ein unverstandener Gegenstand ist für uns sinnlos und unter Umständen sogar ein Ärgernis. (Vom künstlerischen Auffassen hier abgesehen.)

Ein Kind, das mit einem bestimmten Nußknacker aufwächst, mag die Funktion zunächst immer mit der besonderen Form verbinden. Wir Älteren kennen durch unsere Lebenserfahrung viele mögliche Formen mit ähnlicher oder gleicher Funktion. Es bedarf einer besonderen Anstrengung, zum reinen, bildlosen Begriff aufzusteigen. Kann man dies, so hat man die Möglichkeit, viele neue, nie gesehene Formen von Nußknackern zu ersinnen, denn man ist nicht mehr daran gebunden, schon gesehene Formen zu reproduzieren, wie es wahrscheinlich ein Kind täte, wenn es einen Nußknacker bauen wollte. Der *reine Begriff* gibt schöpferische Freiheit, neue individuelle Formen des Begriffes zur Erscheinung zu bringen.

Mit dem denkend gewonnenen reinen Begriff haben wir aber noch etwas anderes, sehr Wesentliches erreicht: Die *Anschauung* konkreter Nußknacker teilen wir nur mit relativ wenigen Menschen. Die von uns gesehenen haben wir auch in unserer speziellen Art wahrgenommen. Sie sind in unsere ganz individuelle Lebenserfahrung eingegangen. Haben wir aber einen *Begriff* vom Nußknacker, so können wir uns mit anderen darüber verständigen, auch mit solchen, die möglicherweise nie einen Nußknacker gesehen haben. Im Denken fassen wir etwas, was – vielleicht in anderer sprachlicher Formulierung – seinem Inhalt nach genauso auch in einem anderen Menschen leben kann. Der Wahrnehmungsbezug zum einzelnen Ding ist individuell. Das denkend Erfaßte ist universell: Es ist seinem Inhalt nach nicht an mich gebunden. Es ist aber auch nicht an eine spezielle Sprache gebunden, denn indem wir uns zum Denken erheben, können wir uns – vielleicht im Einzelfall mühsam – mit anderen Menschen verständigen.

Was am Nußknacker erläutert wurde, läßt sich auf vieles andere übertragen. Dabei durchlaufen wir einen Drei-Schritt vom individuellen sinnlich-leiblichen Bezug zum Einzelding über den Vergleich mit anderen verwandten Dingen und schließlich zum reinen, im Denken erfaßten Begriff, den wir der Möglichkeit nach mit jedem anderen denkenden Wesen teilen können. *Leiblich-sinnlich* stellen wir den Bezug zum *Einzelnen* her, *seelisch* sammeln wir *Lebenserfahrung, geistig* finden wir im Denken das *universelle Element,* das uns mit allen anderen denkenden Wesen verbindet. Im Erkenntnisakt haben wir das Einzelne an das Allgemeine, Universelle angeschlossen. Es ist Teil der ganzen Welt geworden. Der allgemeine Begriff wurde zugleich durch das Einzelne konkretisiert, individualisiert. Denkend finden wir, »was die Welt im Innersten zusammenhält«. Einen Teil der Welt, ihre Außenseite, erfahren wir durch unsere Sinne, den anderen, ihre Innenseite, durch das Denken. Über ein reiches Erkenntnisleben verfügt, wer gut und gründlich wahrnehmen *und* wer über ein reiches Begriffsleben verfügt. Die äußeren Eigenschaften nehmen wir durch die Sinne im Wahrnehmungsvorgang, das innere Wesen und die Beziehungen durch das Denken im aktiven »Intuitionsvorgang« auf. Indem wir in unserem Leben Erkenntnis bilden, leben wir nicht von Tag zu Tag oder verlieren uns in Theorien, sondern verbinden uns durch eine reiche Lebenserfahrung mit der Welt.

Zu ergänzen ist noch, daß unser Beispiel von einer sinnlichen Erfahrung ausging. Es gibt aber auch Erkenntnisse, die nur innerhalb des Denkens zu gewinnen sind. Fälle ich beispielsweise das Urteil: Freiheit ist die Selbstbestimmung eines Wesens durch sich selbst, so kann diese begrifflich nähere Bestimmung der Freiheit nur selbst innerhalb des Denkens gefunden werden. Im ersten Fall entsteht die Erkenntnis durch die Verbindung einer Wahrnehmung mit einem Begriff – man spricht vom *Wahrnehmungsurteil* – im zweiten Fall werden Begriffsbeziehungen erfaßt; man spricht dann von einem *Begriffsurteil.*

Diese Erkenntnisbetrachtungen, die den Leser auf eigene Beobachtungen zurückführen wollten, wie es Rudolf Steiner in seinen philosophischen Schriften ausführlicher versuchte, können für eine Beurteilung des Verhältnisses von Mensch und Computer von großem Nutzen sein. Daß der Computer in vieler Hinsicht zum menschlichen Erkennen in Beziehung steht, ist oft ausgesprochen worden. Was *unterscheidet* aber Mensch und Maschine?

Was können Computer und was können sie nicht?

Zunächst ist festzuhalten, daß Computer es weder mit Sinnesqualitäten noch mit Denkinhalten (Begriffen) im eigentlichen Sinn zu tun haben.

Sie verknüpfen und speichern physikalische – meist elektrische – Zustände miteinander zu neuen Zuständen. Auch daß es sich dabei meistens um elektrische Vorgänge handelt, ist selbst nicht wesentlich. Es kommt nur auf die räumliche und zeitliche Verknüpfung definierter physikalischer Zustände an. So können einfache logische Schaltungen auch mit Luftströmen aufgebaut werden. Man tut dies zum Beispiel dort, wo durch große Hitzeentwicklung die elektrischen Schaltungen zerstört würden; also in der Nähe von Hochöfen und ähnlichem.

Mit der Welt der realen Dinge ist der Computer durch die Dateneingabe verbunden. Allerdings kann nur das eingegeben werden, was sich eindeutig auf Zeichenketten (das ist eine Abfolge von ein- und ausgeschalteten Schaltern bzw. besetzten oder nicht besetzten Speicherplätzen) abbilden läßt. Drückt man also beispielsweise beim Keyboard eine Buchstabentaste, so hat man damit Schalter gesetzt, oder man könnte auch sagen: eine Zeichenkette gespeichert. Sie bewirkt beispielsweise die Steuerung des Elektronenstrahls im Monitor so, daß auf dem Bildschirm der betreffende Buchstabe erscheint. Natürlich könnte mit derselben Taste auch ein ganz anderer Vorgang bewirkt werden.

Statt Werte über die Tastatur von Hand einzugeben, können etwa auch Meßfühler eine Temperatur aufnehmen. Sollen dann Meßwerte aufgezeichnet oder Steuerungsvorgänge eingeleitet werden, so werden die Meßwerte ebenfalls in Zeichenfolgen gewandelt und dann nach den programmierten Regeln zu neuen Zeichenfolgen verarbeitet. Je nach Einsatzart kann dann ein Ergebnis ausgedruckt, auf dem Bildschirm sichtbar gemacht oder wiederum zur Steuerung von Vorgängen verwendet werden. Es werden also nicht die Sinnesqualitäten, die uns die Welt farbig, tönend, warm oder kalt, riechbar, schmeckbar usw. machen, »verarbeitet«, sondern es wirken physikalisch die weitgehend qualitätslosen Schattenwürfe von Intensitäten mancher Sinnesqualitäten auf räumlich-zeitliche Zustände aufeinander. Die *Macht,* welche durch die Beherrschung von Vorgängen gewonnen wird, darf aber nicht unterschätzt werden. Wir werden darauf gleich noch näher einzugehen haben.

Wie sieht es mit dem Verhältnis des Computers zur begrifflichen Seite der Welterfahrung aus?

Betrachten wir dazu zunächst ein – allerdings technisch sehr aufwendiges – Beispiel für eine Urteilsbildung durch den Computer: Bei modernen militärischen Abwehrsystemen werden die Objekte u. a. mit dem Radarsystem erfaßt, nach Möglichkeit genauer bestimmt und dann wahlweise Abwehrmaßnahmen vorgeschlagen oder auch automatisch durchgeführt. Ein solches System war auf dem US-Kriegsschiff »Vincennes« installiert, das im Juli 1988 eine iranische Passagiermaschine abschoß. Zunächst werden bei einem solchen System die möglichen Daten bestimmt. Dazu gehören der militärische Erkennungscode, die Größe, Entfernung, Fluggeschwindigkeit, Steighöhe, Hitzeabstrahlung usf. In einer Datenbank sind die zur Zeit bekannten möglichen Flugobjekte mit den Merkmalen gespeichert, die über die Sensoren des Abwehrsystems gemessen werden können. Sind nun genügend viele Meßwerte aufgefangen, so können sie mit den gespeicherten Werten in der Datenbank verglichen werden. Ist eine Übereinstimmung in hinreichendem Maße gesichert, werden die entsprechenden Programme aufgerufen, die Abwehrmaßnahmen vorschlagen oder durchführen. Im Kommandoraum werden die verschiedenen erfaßten Objekte als befreundet, als feindlich oder als »unidentified objects« auf einem Bildschirm gekennzeichnet.

In ähnlicher Weise lassen sich auf vielen Gebieten Computer zur Kontrolle, Beratung oder Steuerung einsetzen. Ein zentraler, wenn nicht der entscheidende Punkt in der Anwendung solcher Systeme ist offensichtlich der Augenblick, bei welchem die eingegangenen Meßwerte einem in der Datenbank gespeicherten Objekt zugeordnet werden. Hier wird das menschliche Urteil nachgeahmt. Die Sinneswahrnehmung ist dabei auf digitalisierte Meßwerte, der zugehörige Begriff auf eine Sammlung von durch Messung feststellbaren Merkmalen reduziert. Eine hinreichend genaue Übereinstimmung der gemessenen Werte mit den vorgegebenen Wertebereichen der Merkmale führt zu dem »Urteil«: Das anfliegende Objekt *ist* eine bestimmte Raketenart oder ein ziviles Flugzeug usw. In der Kunstwelt gleichartiger industrieller Produkte ist der Einsatz solcher maschineller Urteilsbildung in weitem Umfange nötig und kann an vielen Stellen nützlich sein. Treten wir aber in die freie Welt hinaus, so werden grundsätzliche Grenzen sichtbar:

1. Wie wir am einfachen Beispiel des Nußknackers sahen, gibt es *kein* sinnliches Merkmal, das allen Nußknackern gemeinsam wäre. Es ist der reine, nicht-sinnliche Begriff, der die vielen Einzelfälle miteinander durch ihre gemeinsame Funktion verbindet. Wer also den Begriff durch sinnliche Merkmale charakterisieren will, ist *prinzipiell* außerhalb des Bereiches, in dem begrifflich gedacht wird.
2. Sind von einem Objekt endlich viele Merkmale angegeben, so wird man mit großer Wahrscheinlichkeit ein Objekt finden oder herstellen können, das eben diese Merkmale erfüllt, ohne das ursprünglich mit der Charakteristik gemeinte Ding zu sein.[2]

3. Die aufgrund eines »Urteils« eingeleiteten Folgemaßnahmen stellen dasjenige dar, was den Programm-Erstellern in den angenommenen Situationen als sinnvoll erschien. Wird dies in den tatsächlichen Situationen auch immer noch sinnvoll sein? Hier liegt wohl die größte Gefahr, wenn Computer aus dem engen Raum überschaubarer und eng definierter Objekte in die offene Wirklichkeit heraustreten und Einfluß ausüben: *Kein Computer-Programm kann die Grenzen seiner Anwendbarkeit selber bestimmen;* das heißt: *Kein Programm kann darüber befinden, ob die in ihm festgelegten Regeln noch für die gegebene Situation sinnvoll sind oder nicht.* Jedes Programm stellt in der *Vergangenheit* vollzogene Urteilsprozesse von Menschen dar, die mögliche Situationen angenommen haben. Da aber letztlich die Wirklichkeit in jedem Augenblick einmalig ist, sind Konfliktmöglichkeiten zwischen Vorausgedachtem und tatsächlich Eintretendem nicht vermeidbar. Welche Katastrophen dadurch für unser Leben latent schon veranlagt sind, braucht hier wohl nicht weiter ausgeführt zu werden.

Die militärischen Großsysteme, die heute mit solcher Technik verbunden sind, werden weitab vom Bildschirmarbeitsplatz der meisten Leser und Leserinnen liegen. Sie zeigen einerseits etwas sehr Prinzipielles vom Wesen der Computer, andererseits stellen sie im Großen heute schon dar, was zukünftig überall dort zunehmend in Erscheinung treten wird, wo von Computern Handlungsempfehlungen ausgehen. Im Aktiengeschäft, an Devisenbörsen, bei Bestellungen in Supermarkt-Ketten, bei der Diagnose von Krankheiten und an vielen anderen Stellen tritt der Computer auch heute schon als Berater auf. Hier muß die vordringliche Funktion des Menschen sein zu beurteilen, *ob der Vorschlag mit der tatsächlichen Situation im Einklang* steht oder nicht. Diese Beziehung auf die Wirklichkeit hin kann der Computer prinzipiell nicht abnehmen, und abnehmen kann er auch nicht, die Regeln zu erstellen, nach denen mit den eingegebenen Daten umzugehen ist. Auch wenn man die Programm-Struktur so aufbaut, daß sie selbst aufgrund von eingetretenen Ergebnissen verändert wird, so ist doch diese Veränderung als Regel vorgegeben, und wieder kann die Maschine nicht bestimmen, wieweit diese Vorgabe sinnvoll ist oder nicht. Vor allem aber helfen diese »Selbstorganisationen« nichts gegenüber den erstmalig auftretenden Situationen, die Geistes-Gegenwart verlangen!

---

2 In der Logik weiß man, daß nicht einmal die natürlichen Zahlbegriffe durch endlich viele Eigenschaften eindeutig charakterisiert werden können (Satz von Skolem).

Wie ist es nun vor dem Hintergrund der Ausführungen über das menschliche Erkennen und das Denken zu verstehen, daß gegenüber der Wirklichkeit die Maschine den Menschen nicht ersetzen kann? Am Beispiel des Nußknackers hatten wir gezeigt, wie gegenüber dem noch nicht erkannten Ding unser begriffliches Intuitionsvermögen geistig tastend den Begriff aufzufinden versucht, der das Wesen einer Sache *ist*. Haben wir die Sache richtig erkannt, so denken wir den Begriff, den auch derjenige gedacht hat, der die Form entwickelte. Ein Nußknacker ist aber ein einfaches, *künstlich hergestelltes* Ding. Treten wir einem Menschen gegenüber, so ist er nicht mit *einer* begrifflichen Bestimmung zu umfassen. Wir können nach seinem Gewicht, seiner Größe, seinem Geschlecht, seiner Rassen- und Sprachzugehörigkeit, seiner gesundheitlichen Konstitution, seinen Fähigkeiten, seinen Beziehungen zu anderen Menschen, zu Tieren und Pflanzen, nach seinen Vorlieben usf. fragen. Mit keiner Frage und keiner Antwort schöpfen wir sein Wesen ganz aus. So ist alles menschliche Erkennen *teilweises* Erkennen, Erkennen unter einem speziellen Aspekt, und doch kann jeder Aspekt *eine* Seite des Wesens enthüllen. Dabei haben wir aber potentiell die Möglichkeit, den in einer Situation *wesentlichen* Aspekt in den Vordergrund zu stellen. Wir halten uns nicht bei allen möglichen Aspekten in einer konkreten Situation auf, sondern suchen nach dem Wesentlichen, worauf es ankommt. Dies gilt besonders, wenn wir zum Handeln aufgerufen sind.

Wird im Sinne des vorangegangenen Abschnittes das Denken in seiner universellen Natur erlebt, durch die wir die »Innenseite« der Dinge gewinnen, so ist diese menschliche Fähigkeit, »geist-gegenwärtig« zu sein, verständlich: Das Gegenüber ruft uns auf, denkend sein Wesen zu erfassen. Anders ausgedrückt: Sind wir nur offen genug und betrachten die Welt nicht nach vorgegebenen Begriffs-Schablonen, so schafft sich das Wesen eines Dinges oder Vorganges in unserem Denken das Organ, es zu erfassen.

Dieser Gedanke ist zunächst befremdlich, denn ist nicht das Gehirn unser »biologischer Computer«, der denkt? Wer die Gehirnvorgänge als das Denken betrachtet, übersieht, daß die Kenntnis dieser Vorgänge zu ihrem Verständnis doch wieder des Denkens in Begriffen bedürfen. Wären die Gehirnvorgänge die Gedanken und das Denken, so müßte die Kenntnis der physischen Vorgänge das Verstehen der Gedanken bedeuten. Das ist aber nicht der Fall. Wer also das Denken mit den Gehirnvorgängen identifiziert, kennt es nicht. Was ist aber dann die Rolle des Gehirns und was ist die Natur des Denkens?

Wir wollen die Antwort zunächst durch ein *Bild* geben: Licht ist nicht wahrnehmbar. Was wir wahrnehmen, ist die leuchtende und beleuchtete Materie: in der Lampe der Glühdraht, am Himmel die Luft oder die Wolken usf. Das Licht ist wirksam, ohne selbst Wahrnehmungsinhalt zu sein.[3] Eine Sinneswahrnehmung für das Auge tritt auf, wenn Licht und Stoff sich *begegnen*. Unsere Wahrnehmungsmöglichkeit der durch das Licht hervorgerufenen Erscheinungen beruht aber auf unserem Auge. Woher haben die höheren Organismen Augen? Sie sind wiederum selber eine Wirkung des Lichtes. Das Licht hat sich in den lebendigen Organismen die Wahrnehmungsorgane geschaffen, die seine Wirkungen aufnehmen können. Man kann dem Gedanken nun nachsinnen: Die in der Welt, in ihren Gesetzmäßigkeiten und Beziehungen wirkende Weisheit hat im Menschen sich ein Organ geschaffen, durch das die Wirkungen dieser Weisheit geistig begriffen werden können. Das stoffliche Gehirn gibt Anlaß, daß ein individuelles Bewußtsein von sich selbst wissen kann. Wie die Wahrnehmungswelt den universellen Begriff individualisiert, so gewinnen wir unsere erkennende Individualität in unserem persönlichen Erkenntnisakt. Wie das Licht *am* Stoff seine Wirkung offenbart, so unser geistiges Wesen *an* der Organisation.

Im kleinen setzt sich diese »Organbildung« immer neu fort, wenn wir einer Situation gegenüberstehen und uns dadurch ihr Wesen (als Begriff oder Begriffszusammenhang vermittelt) einprägen lassen. Dazu brauchen wir die Kraft der Intuition, denn erst indem wir uns *aktiv* denkend dem Gegenüber zuwenden, können wir von ihm etwas erfahren.

Diese Kraft brauchen wir dringend und müssen sie immer neu hervorbringen, wenn wir Computern gestatten, in Vorgänge von größerer Bedeutung und Schadensmöglichkeit steuernd und regelnd einzugreifen. Routinefälle mögen wir den Computern überlassen. *Unser* Urteilsvermögen ist aber besonders dann aufgerufen, wenn es zu nicht geplanten Abläufen kommt, wenn die Bedingungen den ursprünglichen Annahmen nicht mehr entsprechen, wenn ganz anderes wichtig wird, als die Verarbeitung von Meßwerten.

Die Brüder Dreyfus & Dreyfus[4] haben fünf Schritte vom Neuling zum Experten beschrieben. In etwas anderer Weise kann man etwa folgende

---

3 Daß diese Vorstellung mit den Photonenvorstellungen kollidiert, darf hier nicht irritieren. Die Teilchen-Vorstellung des Lichtes, wie sie etwa in der Quanten-Elektrodynamik gebildet wird, ist eine Hilfsvorstellung, die nicht beansprucht, »das« Licht zu sein. Solche Vorstellungen können aber ein Hindernis sein, die tatsächlichen Verhältnisse bei den Sinneswahrnehmungen zu beobachten. Vorgestellte Inhalte (Teilchen) stellen sich dann *vor* die Beobachtung des Gegebenen.

4 Dreyfus, H. L./Dreyfus, S. E., Künstliche Intelligenz, Reinbek 1986

Stufen nennen: Zunächst können auf einem Gebiet nur Hilfsdienste ausgeübt werden. Dann werden Regeln erlernt, deren Befolgung noch unsicher ist. Konflikte treten auf, wenn zwischen verschiedenen Regeln entschieden werden muß. Schließlich ist das Regelverhalten sicher, aber es fehlt noch die Fähigkeit, die Grenzen der gegebenen Regeln überhaupt zu beurteilen. Experte ist erst, wer auch die Regeln in Frage stellen kann. »Management by Exception« – Beherrschen einer Situation durch Ausnahme (von den Regeln) – nennt man die Fähigkeit, in nie erfahrenen Situationen sachgemäß zu handeln. Charakteristischerweise wird das vor allem dann von uns abgefordert, wenn Unglücke eintreten. Unglücke sind eben nicht geplante Abläufe. Handeln wir dann überhaupt sachgemäß, so sprechen wir von Geistes-Gegenwart. Sie kann nicht verstanden werden, wenn Denken nur als Verarbeitung von »Informationen« nach vorgegebenen oder erlernten Regeln begriffen wird.

Jedem Menschen müssen wir potentiell diese Fähigkeit zuerkennen, das Wesentliche einer Situation zu erfassen, neue Gesichtspunkte von ihr zu gewinnen und daraus zu einem selbständigen Urteil und zu schöpferischem Handeln zu kommen. Darauf wird noch einmal zurückzukommen sein.

Was in diesem Abschnitt als ein gewisses Ideal menschlichen Erkennens beschrieben wurde, ist allerdings im Alltag bei weitem nicht immer erfüllt. Wir denken eben doch nach vorgegebenen Begriffs-Schablonen und verhalten uns entsprechend. Der Umgang mit dem Computer verändert nicht nur unsere Tätigkeiten, sondern auch uns selbst und die Gesellschaft. Dem wollen wir uns im folgenden Abschnitt zuwenden.

Von den Rückwirkungen des Computers auf den Menschen

Man kann oft die Behauptung lesen oder hören, daß Technik als solche wertneutral sei, daß alles davon abhänge, *wie* der Mensch sie verwende. Das ist in mancher Hinsicht richtig, verdeckt aber, daß jede Maschine – wie jedes andere Werkzeug auch – den Anwender verändert, unabhängig davon, wofür es verwendet wird. Bei den Veränderungen, welche durch die Computertechnik schon bewirkt wurden und in viel weiterem Maße noch in Zukunft bewirkt werden, kann man verschiedene Ebenen unterscheiden: die Rückwirkungen auf uns selbst, auf den menschlichen Zusammenhang, in dem wir arbeiten und leben, und auf gesamtgesellschaftliche Vorgänge. Betrachten wir zu jeder Ebene einige charakteristische Veränderungen, die durch die Datentechnik hervorgerufen werden können. Welches die tatsächlichen Folgen sind, hängt allerdings immer wieder davon ab, was Menschen diesen Wirkungen entgegensetzen können. Natürlich kann nur weniges gestreift werden. Manches wurde an anderer Stelle dargestellt.[5]

Rückwirkungen auf den einzelnen Menschen

Wer an einem Bildschirmarbeitsplatz sitzt, hat zunächst schon mit dem Bildschirm eine Technik vor sich, die manche Probleme aufwirft. Die meistens noch verwendete Elektronenstrahl-Technik in der Bildröhre erzeugt – auch wenn es bei hohen Frequenzen nicht mehr bewußt wahrgenommen wird – ein ständiges Entstehen und Verlöschen des Bildes bzw. der Bildpunkte. Der relativen Starrheit des Auges, welches immer auf dieselbe Fläche blickt, steht die rasche Bewegung des Elektronenstrahles gegenüber. Was hier als Wirkung auf das Auge eintritt, wird am ehesten erfahrbar, wenn man nach einem Bildschirm-Arbeitstag den Blick ruhig über eine blühende Pflanze oder eine Sommerwiese wandern läßt. Unter Umständen ist eine längere Entfernung vom Bildschirm notwendig, um wieder »lebendig« schauen zu können. Das ermüdete, »ent-vitalisierte« Auge muß sich erholen. Als sekundäre Wirkungen können auch Verkrampfungen im Bereich der Schulter- und Nackenmuskulatur eintreten. Wie dem Auge die lebendige Natur, so kann dem einseitig – durch das Schreiben – bewegten Leib eine harmonische Bewegung des ganzen Körpers, wie in der Eurythmie, Erquickung geben.

Über den Einfluß des Bildschirmes ist im Zusammenhang mit dem Fernsehen sehr vieles geschrieben worden,[6] deshalb wenden wir uns gleich psychischen Wirkungen des Computers selbst zu, soweit sie nicht auf das Medium »Bildschirm« zurückzuführen sind.

Eingangs wurde schon gesagt, wie die meisten Anfänger durch die Pedanterie, mit der Regeln einzuhalten sind, zur Verzweiflung getrieben werden. Man fühlt sich einer Dressur unterzogen, die uns ein striktes Verhaltensmuster abfordert. Wer phantasievoll dieselbe Sache gern einmal so oder anders behandelt, wer mit stilistischen oder orthographischen Möglichkeiten spielt, fühlt sich in ein Korsett gezwängt, das fast keine Abweichung verzeiht – jedenfalls nicht, wenn es um die Befehle zur Bedienung der Maschine geht. Und Befehle sind es, die man zu lernen hat. Das Wenn-Dann-Muster ist nicht nur innerhalb der

---

5 Schuberth, Ernst, Erziehung in einer Computergesellschaft, Stuttgart 1990

6 Bühler, Walther, Mit dem Bildschirm leben, in: Freuden der Zivilisation?, Reihe Lebenshilfen Bd. 4, Stuttgart 1989

Maschine wirksam, sondern es wird auch von uns gefordert, wenn wir die Maschine »bedienen« wollen (oder sollen). Scheint etwas partout nicht zu klappen, so zeigt uns meistens ein Fachmann, daß *wir* es waren, die Fehler machten, nicht die Maschine. Der Anfänger kann das komplexe Regelgeflecht nicht durchschauen. Nur die Praxis und damit die Erfahrung vermittelt die Fähigkeit, eine Übersicht zu gewinnen, die den Bediener in die Lage versetzt, bei »Störfällen« angemessen und ohne Panik zu reagieren. Der Druck, der auf dem Anwender liegt, entsteht oft auch aus den Anforderungen der kollegialen Umwelt, die ausgesprochen oder auch unausgesprochen davon ausgeht, daß die nun potentiell vorhandene quantitative Leistungskapazität der Maschine auch selbstverständlich mit einer quantitativen Leistungssteigerung des Anwenders einhergeht. Dieses »Nun mach' doch mal, Du hast doch jetzt (dank der Maschine) die Möglichkeit« verkennt die Situation insofern, als

1. alles erst einmal (nach Handbuchanweisung, evtl. in »Fachchinesisch«) ausprobiert werden muß,
2. es nicht immer gleich klappt (trotz Handbuchanweisung) und
3. somit ein erheblicher Zeitaufwand erforderlich ist, die wichtigsten und gängigsten Funktionen – von weniger gebrauchten ganz zu schweigen – mit einer gewissen Sicherheit zu handhaben.

Dieser zeitliche Spielraum ist aber oft nicht vorhanden, da ja das »Alltagsgeschäft« wie bisher bewältigt werden muß.

Der Umgang mit der Befehlsstruktur wirkt aber auch auf uns zurück. Befehle sind ein Teil unserer Sprache, der ganz und gar auf Handlungen ausgerichtet ist. Man befiehlt, daß etwas geschieht oder nicht geschieht. Die Kommunikation mit dem Computer ist in dieser Art rein *aktionistisch*, auf Handlung bezogen. Dies färbt bei manchen Menschen stark auf das eigene Verhalten ab. Sie wollen mit ihren Worten *Handlungen* bewirken. Erkenntnisgespräche, in denen offene Fragen längere Zeit bewegt werden, aber vor allem der seelische Austausch um des Austausches willen werden als sinnlos, weil ohne Effekt, empfunden. Das Zusammenleben mit einem solchen Menschen kann sehr schwierig werden, denn alle Kommunikation ist dann im Extremfall auf das Befolgen von Verhaltensregeln abgestimmt.

Wie Sherry Turkle und Walter Volpert beschreiben, können seelische Veränderungen in noch viel stärkerem Maße gerade bei solchen Menschen eintreten, die mit dem Erstellen von Programmen beschäftigt sind. Das Herstellen eines komplexen Bedingungsgewebes, wie es beim Programmieren geschieht, ist ein ständiger Kampf mit den Möglichkeiten der Maschine, den Regeln, den Unvollkommenheiten der verwendeten Programmier-»Sprache« und den eigenen Unzulänglichkeiten. Gelingt es, das vorausgedachte Verhalten so zu erzeugen, wie man es wünscht, so hat man es mit einer in sich abgeschlossenen Welt von Aktion und Reaktion zu tun, die ganz dem eigenen Willen folgen soll. Dieser doch letztlich mit endlich vielen Regeln definierten Kunstwelt steht die offene Wirklichkeit unscharf, weniger beeinflußbar und immer neu gegenüber. Wird die Orientierung an der Computerwelt krankhaft, spricht man von *Technik-Zentrierung.* Charakteristisch für eine extrem gelebte Computer-»Kultur« sind eine häufig auftretende Isolation des einzelnen (trotz weltweiter Vernetzung), unrhythmische Lebensformen, Machtphantasien gegenüber der selbstgeschaffenen Kunstwelt und die Flucht aus dem realen Leben.

Solche pathologischen Entartungen sind selbstverständlich nicht die Regel. Sie geben aber Fingerzeige in die Richtung, in welche diese Technik uns beeinflußt. Mit dem Computer zu leben, verlangt *Einsicht* in seinen Einfluß und verlangt *Ausgleich,* wenn wir uns nicht seinen Verhaltensformen immer mehr anpassen wollen.

Geistig findet eine viel tiefergreifende Auseinandersetzung um den Computer statt, als von vielen Menschen gesehen oder vermutet wird. Wie Joseph Weizenbaum[7] einmal sagte, besteht die größte Gefahr für den Menschen darin, sich selbst als Maschine zu verstehen. So merkwürdig es ist: die Neigung ist groß, das Original, das man mit einer Maschine nachgeahmt hat, durch diese Maschine wieder erklären zu wollen. Es ist, als wollte man das gesunde Bein durch die Prothese verstehen. Solche Bestrebungen sind weit verbreitet[8] und schleichen sich zunehmend in unsere Sprache ein. So wird von »abspeichern«, »falsch« oder »richtig programmiert sein« usw. gesprochen.

Mit der Auffassung vom Menschen als einer Maschine geht aber auch die Wesenserfahrung der eigenen Individualität verloren. Denken und Urteilen werden automatenhaft ablaufende Vorgänge, für die niemand verantwortlich ist. Moralität wird zum konventionell bestimmbaren Verhaltensmuster, Erkennen zum Verknüpfen von Fakten. Der aus Erkenntnis Handelnde wird zur programmierten Hülse, die letztlich nicht zur Rechenschaft zu ziehen ist. Fatale Bilder aus vergangener und gegenwärtiger Geschichte treten erschreckend deutlich im Selbstverständnis mancher Technik-Zentrierter neu auf.

---

7 Weizenbaum, Joseph, Die Macht der Computer und die Ohnmacht der Vernunft, Frankfurt/Main 1977

8 So z. B. bei Minsky, Marvin, The Society of Mind, New York 1986

Rückwirkungen auf die Zusammenarbeit in Gruppen

Die Rückwirkungen auf den einzelnen beeinflussen auch die Gemeinschaft zusammenarbeitender Menschen. Einerseits geben die modernen Kommunikationstechniken in Verbindung mit der Datentechnik weltweite Interaktionsmöglichkeiten, andererseits haben sie die Tendenz, den unmittelbaren menschlichen Verkehr zu reduzieren. Viele Menschen haben in den letzten Jahren in Büros und an anderen Orten erlebt, wie ihre Blicke voneinander weg auf die Bildschirme gerichtet wurden. Die damit oft verbundene Produktivitätssteigerung ging mit einer Reduktion seelischer Kontakte einher. Hinzu kommen eine Reduktion der Arbeitsmotivation und eine verschärfte Entfremdung von den als individuell erfahrenen Fähigkeiten, die zunehmend durch die Maschine, durch Anwenderprogramme ersetzt werden. Die Identifikationsmöglichkeiten mit der eigenen Arbeit, mit der ein Mensch ja immerhin einen großen Teil seines Lebens zubringt, sind erschwert. Wieweit auf Dauer Extremsituationen dieser Art ohne seelische Deformation ausgehalten werden können, wird wohl erst die Zukunft deutlich zeigen.

Andere Rückwirkungen auf die Zusammenarbeit treten an vielen Stellen durch die neuen Kontrollmöglichkeiten auf. Hat etwa der Leiter einer Geschäftsfiliale das *Gesamt*ergebnis vor Augen gehabt und dabei Gewinne und Verluste einzelner risikobehafteter Entscheidungen gegeneinander ausgeglichen, so werden ihm von der nächsthöheren Kontrollinstanz nun vor allem diejenigen Entscheidungen als Fehler vorgehalten, die zu Verlusten geführt haben. Er wird also versuchen, Risiken zu vermindern. Wird nun ein Programm angeboten, das Bestellvorschläge täglich »selbständig« macht, so wird er die Tendenz entwickeln, diesen Vorschlägen sich anzupassen. Denn dann kann die Autorität des Programmes bei Verlusten als »Entschuldigung« vorgeschoben werden. Ein Stück Autonomie ist damit aufgegeben. Die Effektivität mag dabei erhöht werden, das Verhältnis der Arbeitenden zueinander und der einzelnen zu ihrer Arbeit erfährt aber eine Entfremdung. Die Maschine schiebt sich dazwischen. Beispiele solcher Rückwirkungen sind beliebig vermehrbar.

Mit gutem Recht kann heute behauptet werden, daß Programmgestaltung, die in Arbeitsorganisation und Arbeitsplatzgestaltung eingreift, immer auch *Sozial*gestaltung ist. Das Thema »sozialverträgliche Technikgestaltung« umfaßt mehr als nur die Datentechnik, hatte aber im Hinblick auf diese Technik eine herausragende Bedeutung, da mit ihr Herrschaftsstrukturen, Arbeitsabläufe, Arbeitsorganisation usw. tiefreichend beeinflußt werden können.

Rückwirkungen der Datentechnik auf die Gesellschaft

Neben den Einflüssen einer neuen Technik auf das individuelle menschliche Leben und unmittelbar zusammenarbeitende Menschengemeinschaften muß man auch ihre Wirkungen auf die Gesamtgesellschaft berücksichtigen. Wie haben beispielsweise die Erfindung des Schießpulvers und der Dampfmaschine auf die Vormachtstellung der abendländischen Völker gegenüber den übrigen Völkern der Erde gewirkt! Welche Rolle spielt das moderne Verkehrswesen für die Beziehungen der Menschen untereinander und den Verbrauch von Konsumgütern, die in entfernten Gegenden produziert werden! So verändert auch Datentechnik in Verbindung mit der Kommunikationstechnik alle Bereiche des gesellschaftlichen Lebens. Diese makro-sozialen Veränderungen werden oft wenig beachtet, da der einzelne nur seine nächste Umgebung sieht und wenig davon versteht, wie etwa Devisenspekulationen oder der streng hierarchisch geordnete Zugriff auf Datenbanken u. ä. Einfluß auf sein Leben haben. Makro-soziale Veränderungen werden häufig wie Großwetterlagen hingenommen. Man fühlt sich ihnen gegenüber machtlos. Und doch ist jeder von uns Träger des gesellschaftlichen Lebens und berechtigt, an diesen Entwicklungen mitzugestalten. Ein erster Schritt muß sein, die *Vorgänge* zu verstehen, die zu Machtverschiebungen, geistigen Klimawandlungen oder tiefgreifend veränderten Lebensbedingungen führen. Es sind stets *Menschen,* die solche Veränderungen bewirken.

Wir wollen in der gebotenen Kürze einige Einflüsse der Datentechnik auf die Hauptgebiete des gesellschaftlichen Lebens betrachten. Auf jedem dieser Gebiete ergeben sich aus dem Einsatz der Datentechnik Risiken, denen bewußt neue Gesellschaftsgestaltungen entgegenzustellen sind, wenn negative Entwicklungen vermieden werden sollen.

Der Einfluß der Datentechnik auf das geistig-kulturelle Leben

Für viele Wissenschaften ist der Computer gerade zur rechten Zeit gekommen, um die stetig wachsende Flut von Informationen, wie zum Beispiel durch Publikationen, noch ordnen und verwalten zu können. Intelligente Datenbanken helfen, schon behandelte Fragestellungen aufzuspüren, verwandte Themen zu finden und Publikationen zugänglich zu machen. Der Nutzen ist unbestreitbar, so daß es in Zukunft nicht mehr heißen wird: »Denn was man schwarz auf weiß besitzt, darf man getrost nach Hause tragen« (Goethe, Faust I), sondern: »Denn nur was im Computer sitzt, wird künftig Teil des Wissens sein« – vorausgesetzt man macht sich die Mühe, die auf rasch veraltenden Speichermedien gesammelten Inhalte immer wieder auf die neuesten Medien zu überschreiben.

Von den Risiken, die hier für die Forschung entstehen, seien nur genannt:

1. In den Computern bzw. ihren externen Speichern sind zwar viele Informationen gesammelt, sie werden aber immer weniger gewußt. Es ist eine Illusion zu glauben, das gespeicherte Wissen sei tatsächlich verfügbares Wissen. Auch die beste Datenbank kann nur sinnvoll von einem Menschen gebraucht werden, der es geordnet seinem Wissen angliedern kann.
2. Die Ordnung des Wissens in Datenbanken muß letztlich nach *Wörtern* geschehen. Man kann zwar auf synonyme (gleichbedeutende) Ausdrücke verweisen, aber es bleibt eben ein »Wort-Wissen«. Gedanken und besonders ihre Bedeutung für das gesamte Wissen sind nicht umkehrbar eindeutig auf Sprache abzubilden. So wird von anerkannten Fachleuten unverhohlen schon gesagt, daß über 95 % wissenschaftlicher Publikationen mehr oder weniger überflüssig seien und im wesentlichen dem Image des Autors dienen. Worte ersetzen dort erkenntnistragende Gedanken.
3. Eine sich vermutlich immer mehr ausbreitende Spielart wissenschaftlicher Tätigkeit lebt von der Verknüpfung vorhandener Informationen. Mit Hilfe von Stichwörtern können schon publizierte Arbeiten ausfindig gemacht werden, und setzt man aus wenigstens drei Arbeiten eine neue zusammen, so kann schon der Anspruch auf Selbständigkeit erhoben werden. Wirkliche Erkenntnisse werden dabei im allgemeinen nicht gewonnen.

Das sind Schattenseiten von Möglichkeiten, die durchaus auch ihre positiven Aspekte haben. Es ist richtig, daß schon geleistete Arbeiten berücksichtigt werden. Man kann auch daran denken, welche Bedeutung es hat, wenn bei Unfällen mit Chemikalien über eine entsprechende Datenbank sofort und zuverlässig Auskunft über mögliche Hilfsmaßnahmen gewonnen werden kann. Ähnliches gilt für viele Gebiete. Damit ist darauf hingewiesen, wo der berechtigte Einsatz dieser Technik in den Wissenschaften liegt. Es muß aber verhindert werden, daß ein nach Worten leicht zu ordnendes Faktenwissen an die Stelle von Erkenntnissen innerer Zusammenhänge und geistiger Bezüge tritt.

Für *Künstler* ist Datentechnik vielfach zu einem beliebten Hilfsmittel geworden. Komponisten können das im Moment Erfaßte beliebig reproduzieren, überarbeiten und variieren, ohne daß sie über ein extremes musikalisches Gedächtnis verfügen müssen. Ähnlich geht es Architekten und anderen Berufen bei Gestaltungsaufgaben, wenn Datentechnik verwendet wird. In jedem Fall untersuchenswert dürfte aber die Frage sein, welche Rückwirkungen die Veräußerlichung des ursprünglich inneren Gestaltungsprozesses und die Wiedergabe in einem technischen Medium auf den künstlerischen Schaffensvorgang haben. Muß nicht der Künstler innig und intim mit Sinnesqualitäten umgehen? Hier wurde und wird viel erprobt; manches ist schon überlebt.

Eine interessante Variante künstlerischer Gestaltung tritt dort auf, wo Stilmerkmale eines Künstlers so programmiert werden, daß beispielsweise im Stile eines Mozart komponiert oder im Stile eines bekannten Graphikers Titelblätter entworfen werden können. Was geschieht dabei?

Jeder wirkliche Künstler hat jedes Detail eines Werkes in einem bestimmten biographischen Augenblick und in innerer Beziehung zu einer konkreten Umwelt geschaffen. Das Kunstwerk geht eben nicht in den Stilmerkmalen auf, sondern zeigt gerade in den Wandlungen während einer Künstlerbiographie etwas von der innersten Individualität. Dem Computerkunstwerk ist dieser in der Stilbildung und Stilwandlung zum Ausdruck kommende Individualitätsimpuls nicht eigen. Es beansprucht Persönlichkeitsausdruck ohne Persönlichkeit zu enthalten.

Rückwirkungen der Datentechnik auf das *ethisch-moralische* Leben zeigen sich vor allem dort, wo das menschliche Verhalten als willkürlich vereinbares Regelsystem im Sinne eines Programmes verstanden wird. Das Denken entlang von Sinnesmerkmalen oder formallogischen Verknüpfungsregeln ist nicht das Denken, das den Menschen zu einer Verbindung mit dem geistigen Wesensgehalt der Welt führt. Wer ganz die Denkformen der Datentechnik sich zu eigen gemacht hat, ist in dieser Hinsicht in hohem Grade gefährdet, weil letztlich in der Datentechnik nur wertneutrale Verknüpfungsregeln gelten. Eine kleine Korrektur am Programm zum eigenen Vorteil vorzunehmen, erscheint dann nur als eine formale Regeländerung.

Computerkriminalität ist ein sehr ernstes und wachsendes Problem unserer Gesellschaft. Es kann nicht durch Strafandrohungen oder moralische Ermahnungen behoben werden. Wer nicht ein Denken kennenlernt, das den Zusammenhang des eigenen Wesens mit der Welt findet, kann letztlich nicht aus empfundener Verantwortung ethisch handeln.

Eine Variante dieses ethischen Problems tritt in der Frage nach dem Stellenwert des Strafrechts auf. Wo ein Vergehen als Fehlfunktion und Strafe als nach Regeln zugeordnete Größe im Sinne eines Bußgeldes verstanden wird, kann der Computer scheinbar objektiv und unbestechlich wirken; und in der Tat stehen Rechtsberatungssysteme längst den Juristen zur Verfügung. Kaschiert wird allerdings dadurch die höchst individuelle Rolle, die ein Richter in dem Augenblick spielt, wo er die strafbaren Tatbestände und die mildernden Umstände berücksichtigt oder unberücksichtigt läßt. Hier droht tatsächlich eine tiefgreifende Deformation des Richters. Im Sinne anthroposophischer Geisteswissenschaft stellt jeder Richter im Urteil ein individuelles Schicksalsverhältnis zum Verurteilten her. Er übernimmt Mitverantwortung für die weitere Entwicklung des Angeklagten, und so wird die Gerechtigkeit des Urteils nicht durch Automaten, sondern durch konkrete menschliche Verantwortlichkeiten füreinander gefunden.

Ähnliche Deformationen menschlicher Beziehungen drohen durch Datentechnik überall dort, wo der wesentliche Vorgang in der individuellen Begegnung liegt. Dies gilt vor allem für alle seelsorgerischen, therapeutischen und erzieherischen Berufe. Hier muß technisch Mögliches mit Entschiedenheit vermieden werden, weil dem Ersatz menschlichen Handelns durch den Automaten eine falsche Wesenbestimmung dieses Handelns zugrunde liegt.[9]

Der Einfluß der Datentechnik auf die Wirtschaft

Der Einsatz der Datentechnik charakterisiert in vieler Hinsicht die Modernität einer Volkswirtschaft. Sie dient dort zur Automatisierung der Produktion, zur Steuerung der Material- und Warenströme, sie regelt den Arbeitseinsatz, führt das Rechnungswesen, unterstützt Ingenieure bei der Entwicklung neuer Produkte, veranschaulicht in Graphiken dem Management den wirtschaftlichen Zustand und stellt Material für Entscheidungen bereit. Natürlich geschieht dies alles nicht unabhängig von Menschen. Vor allem aber werden Menschen gebraucht, wo Zielsetzungen neu gefaßt werden oder Störungen auftreten. Klaus Haefner hat in einer lesenswerten Studie versucht, die Zukunft der einzelnen Berufe unter dem Einfluß der Datentechnik zu beschreiben.[10]

So wichtig einzelne Details dieser Entwicklung für die in der Wirtschaft tätigen Menschen und für die gesamte Gesellschaft sind, kann hier darauf doch nicht eingegangen werden. Allerdings ist *eine* Entwicklungstendenz übergreifend sichtbar: Der Zuwachs an *anonymer* Macht, die von einer abstrakten Sachlogik gesteuert ist. So entfernt sich durch

---

9 Siehe Anm. 5.

10 Haefner, Klaus, Die neue Bildungskrise, Basel/Boston/Stuttgart 1982.

die Automatisierung der industriellen Produktion die Erzeugung der Produkte immer weiter vom Menschen. Durch Kapitaleinsatz können an vielen Stellen Menschen eingespart werden. Käufliche Intelligenz und käufliche Fähigkeiten in Form von Programmen ersetzen die individuelle menschliche Leistung. Die unmittelbare Verbindung mit dem Produkt löst sich noch weiter, als sie schon durch die Taylorisierung, die Rationalisierung menschlicher Arbeit, herbeigeführt wurde. Damit ist tendenziell verbunden, daß das Interesse immer mehr vom Produkt und der Befriedigung von Konsumbedürfnissen auf das buchhalterische Abbild des realen wirtschaftlichen Vorganges gerichtet wird. Wie David Halberstamm[11] oder auch Lee Iacocca es beschreiben, gewinnen die Finanzabteilungen in den großen Firmen deutlich eine Vorrangstellung gegenüber den Abteilungen, die sich tatsächlich mit der Entwicklung und Herstellung von Produkten befassen.

In den Finanzabteilungen sitzen aber nun nicht »böse Kapitalisten«, die nur ihren Vorteil suchen, sondern Angestellte der Firma, die der Logik des Systems nicht viel selbständiger dienen als der Mann an der CNC-gesteuerten Werkzeugmaschine. Wer steuert also? Sind es die Kapitaleigner? Unter Umständen sind die Kapitaleigner viele Menschen eines Landes – wie etwa bei VW in Deutschland. Wer steuert also? Eine merkwürdige anonyme Sachlogik die jeden sofort entfernt, der dieser Logik sich entgegenzustellen wagt. Menschen entscheiden zwar in Vorständen und Aufsichtsräten o. ä. Sie bringen aber dafür immer weniger individuelle, menschlich konzipierte Zielsetzungen zum Ausdruck. Es bilden sich zunehmend gesellschaftliche Gebilde aus, die in ihren Verzweigungen Hunderttausende von Menschen verbinden und doch nicht eine von Menschen wirklich rational beschriebene gesellschaftlich abgestimmte Funktion ausüben – auch wenn die westlichen Demokratien hiervon wirtschaftlich ungeheuer profitieren. Die Lösung der weltwirtschaftlichen Notsituation für viele Völker dieser Erde und die immer bedrohlicher werdende Situation der natürlichen Umwelt werden auf diesem Wege nicht lösbar. Die Mechanismen gestatten es nicht.

Die Datentechnik ist nun ein vorzügliches Hilfsmittel, die Sachlogik dieses Systems festzuschreiben, effektiver und immer effektiver zu machen. In wessen Interesse?

Datentechnik gibt in ihrer weltweiten Vernetzung auf vielen Ebenen Macht; eine Macht, die der einzelne Machtinhaber aber nur im Interesse

11 Halberstamm, David, Die Abrechnung. Die faszinierende Geschichte vom Aufstieg des japanischen und Niedergang des amerikanischen Industrie-Imperiums. Frankfurt/New York 1988.

der Sachlogik handhaben zu dürfen glaubt. Tut er dies nicht, so stößt ihn das System aus. Erinnert diese Situation nicht fatal an die Struktur östlicher Diktaturen, deren Zusammenbruch wir gerade beobachten konnten? Hinterher erscheint es unbegreiflich, daß eine solche Macht hat bestehen können. Aber auch dort zwang eine innere Sachlogik jeden, an seinem Platz in ihrem Sinne zu handeln. – Statt einer ideologisch begründeten staatlichen Zwangsherrschaft droht im Westen sich mehr und mehr eine ökonomisch begründete Scheinfreiheit mit hohem Konsumstandard zu entwickeln. Ein wirklich gewolltes sinnvolles wirtschaftliches Handeln, ein Herstellen menschenwürdiger Arbeitsverhältnisse, ein ausreichender Schutz der natürlichen Umwelt, ein brüderliches Berücksichtigen der Lebensbedürfnisse anderer Völker und vieles andere sind nicht lösbar. Eine Wandlung ist nur denkbar, wenn das individuelle Urteil und bewußte Absprachen von Gemeinschaften zu einem tatsächlichen Gestaltungsfaktor werden. Die Entmündigung wird durch Lebensstandard versüßt, sie kann aber Menschenwürde nicht begründen. Ohne ein sozialhygienisches Denken im großen werden letztlich die genannten Probleme nicht zu bewältigen sein. Erst eine gebändigte Datentechnik wird ihre menschenentfremdende Tendenz verlieren. Zu bändigen wird sie aber nur sein, wenn ihr sozialgestalterischer Einfluß bewußt durchschaut und geformt wird. Gelingt dies, wird die Datentechnik auch in einer menschlich gestalteten Wirtschaft eine wichtige Funktion haben können: im vorausschauenden Planen, im Austausch der Leistungen usw.

Der Einfluß der Datentechnik auf den politischen Staat

Die große Verführung für die Staatsmacht durch die Datentechnik liegt in den Kontrollmöglichkeiten, die sie gibt. Keine Diktatur hat bis heute die Kontrolle über ihre Bürger so ausüben können, wie sie technisch mit Computern möglich wäre. Das Einsetzen von Datenschutz-Beauftragten und ähnliche Maßnahmen zeigen den potentiellen Machtmißbrauch, der mit dieser Technik verbunden ist.

Den potentiellen Kontrollmöglichkeiten zur Seite steht die potentielle Machtausübung durch computergesteuerte Waffensysteme. Ähnlich wie in der industriellen Produktion ermöglicht die Datentechnik, daß immer weniger Menschen über immer mehr Menschen Einfluß ausüben können. In vieler Hinsicht muß es fraglich erscheinen, ob eine solche Machtkonzentration mit einem demokratischen Staatsverständnis wirklich vereinbar ist. Es ist zu hoffen, daß künftige Entwicklungen auch hier die betroffenen Menschen zu mehr selbstbestimmtem Handeln führen und staatliche Macht auf den Schutz der mündigen Bürger beschränken wird. Datentechnik könnte außer der Machtkonzentration auch die Beteiligung vieler an Entscheidungen, rasche wechselseitige Verständigung und ähnliches ermöglichen. Welche Rückwirkungen der Umgang mit Computern auf den einzelnen Menschen und die Gesellschaft haben wird, hängt also wesentlich daran, welches Selbstverständnis der Mensch entwickelt und welche gesellschaftlichen Formen er diesem Verständnis entsprechend gestaltet. Datentechnik ihren potentiellen negativen Einflüssen nach nicht durchschauen zu wollen und nicht bewußt den notwendigen Ausgleich herzustellen, muß sich im Leben des einzelnen und der Gesellschaft auf Dauer rächen, wie es mit dem Verkennen sozial schädlicher Gedanken in der jüngeren Geschichte schon in so verheerendem Maße geschah. Walter Volpert spricht in seinem schon erwähnten Buch von dem Holocaust, der durch die Leugnung des Menschlichen durch die Gleichsetzung mit der Maschine bedrohlich für die ganze Menschheit heraufzieht. Die Gegenkräfte müssen von jedem einzelnen und in der Gesellschaftsgestaltung entwickelt werden.

Individuelle und gesellschaftliche Heilfaktoren

Arbeit an uns selbst

Wollen wir den Einflüssen, die von der Datentechnik ausgehen, ausgleichende Kräfte gegenüberstellen, so müssen wir als erstes von uns selbst und von der Datentechnik eine wesensgemäße Vorstellung entwickeln. In der Datentechnik sind menschliche Gedanken zur physischen Wirksamkeit gebracht. Es sind aber im wesentlichen nur solche Gedanken, welche geistige Inhalte in räumlich-zeitliche Wenn-Dann-Beziehungen als Regelwerk abbilden. Das wache Anschauen dieses Charakters von Datentechnik kann zugleich das innere Leben des wirklichen Denkens und den wahren Reichtum der Sinneserfahrungen immer deutlicher erlebbar machen. Der Blick, der auf dem Toten geruht hat, ist empfänglicher für das Leben geworden. Davon können uns erschütternd jene Menschen berichten, die lange – etwa durch Haft – Lebendigem ferngehalten wurden. Die Empfänglichkeit für das Leben können wir sowohl zur Seite des Denkens wie zur Seite der Sinneserfahrungen zu einer Übung ausarbeiten. Verschiedene Menschen werden dabei an verschiedenen Stellen ihren inneren Ansatzpunkt finden können. So können wir zum Beispiel auf die Farbenwelt rings um uns her achten: Welche

Farben leuchten am frühen Morgenhimmel zuerst auf, wie verwandeln sie sich im Laufe des Tages? Wie scheint die Erde wider im verschiedenfarbigen Licht?

Wir können aber auch den Farbwandel an der Pflanzenwelt im Laufe des Jahres wach begleiten: Welche Farben treten beim Keimen und ersten Sprießen und Erblühen der Frühlingsblumen auf? Wie anders ist das Grün und sind die Blütenfarben zur Johanni-Zeit? Schwer werden die Farben zur Herbstzeit. Der Winter enthält uns einen großen Teil der Farbpalette vor.

Überall aber, wo Leben sich entwickelt, steht auch der Tod zur Seite. Wie anders ist die Farbenwelt des Absterbenden. Rudolf Steiner gibt in seinem kleinen Büchlein »Wie erlangt man Erkenntnisse der höheren Welten?«[12] solche und andere Übungen in sorgfältiger Schilderung an, durch welche der Mensch durch die Art, wie er sich mit der Sinneswelt verbindet, eine tief belebende und erneuernde Wirkung empfängt. Durch sich selbst leiten solche Übungen auch zur Pflege eines lebendigen Denkens über; denn wo wir uns dem lebendig Werdenden zuwenden, muß auch das Denken beweglich und innerlich lebendig werden.

Die Pflege unseres Sinneslebens ist für alle diejenigen von ganz besonderer Bedeutung, deren Augen immer wieder für längere Zeit starr auf einer Bildschirmfläche haften müssen, deren Gehör mechanisch erzeugten Lauten und Tönen ausgesetzt ist oder auch deren ganzer Leib auf wenig Bewegungsmöglichkeiten – sei es an der Schreibmaschine, am Steuer eines Autos oder an einer Produktionsmaschine – beschränkt ist. Gewöhnung verdeckt oft den tiefgreifenden Mangel, der dadurch für ein vollmenschliches Leben entsteht.

Unmittelbar heilend sind auch alle Einflüsse, die von einer wahren Kunstanschauung und Kunstübung ausgehen. In der Harmonie von Farben oder Tönen, durch die Formen eines nach den Maßen des Menschen gestalteten Baues, am dichterischen Wort, aber vor allem an einer Bewegungskunst wie der Eurythmie, können wir heilende Kräfte empfangen, die den notwendigen Ausgleich für die Einseitigkeit eines Arbeitsplatzes schaffen.

Für das Denken eine heilende Pflege, eine Diätetik zu entwickeln, erfordert eine Stärkung des Denkens, nicht ein Zerfallen der Denkkräfte. Dieser Punkt ist vielleicht besonders schwer zu verstehen, denn muß nicht im Umgang mit der Maschine schon so viel streng gedacht werden, daß man nicht noch einmal daran anschließen möchte? Viele

12 Steiner, Rudolf, Wie erlangt man Erkenntnisse der höheren Welten?, GA Nr. 10, Dornach 1982.

Praktiken empfehlen deshalb auch den Verzicht auf ein willentliches Denken und lassen dem freien Assoziieren von Vorstellungen ihren Lauf. Das mag im Einzelfall erholsam sein. Eine sozialhygienische Bedeutung hat es nicht. Insgeheim wird dabei unterstellt, daß Denken immer abstrakt, kalt und tot sein müsse. Aber wie Moses Wasser aus dem Felsen schlug, können wir dem an der Maschine starr gewordenen Denken Lebenskräfte dort abgewinnen, wo es sich von der Fesselung an das Dingliche löst und zu einem spirituellen Inhalt vordringen kann. Im Studium der Anthroposophie hat man konkrete Möglichkeiten, Begriffe für das Geistige auszubilden, das in den sinnlichen Erscheinungen und durch sie sich offenbart. Jenseits von dem toten kombinatorischen Regeldenken gibt es ein lebendiges Denken, das zu einem »Anschauen« des Geistigen in der Welt führt. Eine lebendige Naturbetrachtung, aber vor allem die Beschäftigung mit dem Rätsel des Menschen führt das Denken in jenen Bereich, wo es dem Frondienst starrer Regelhaftigkeit entrinnen und in sich selbst aufbauende Kräfte finden kann.[13]

Es besteht tatsächlich für viele Menschen die Gefahr, daß sie nach der aktiven Tätigkeit am Bildschirm zur passiven Unterhaltung durch den Fernsehbildschirm übergehen. Dem reduzierten Denken folgt eine reduzierte Sinneserfahrung, um das Gefühlsleben zu pflegen. Ohne ein aktives, ichhaftes Bemühen ist aber eine Befreiung aus der technischen Umschließung nicht möglich. In unserer Hand liegt es, ob wir selbst mehr und mehr mechanisch in seelischer Stumpfheit dahinvegetieren oder aktiv die Gestaltung unseres Lebens in die Hand nehmen.

Gestaltung von Arbeitszusammenhängen

Trägt jemand Verantwortung für die Gestaltung von Arbeitszusammenhängen und möchte darin Heilfaktoren wirksam machen, so wird er sich zuallererst zu der Anschauung durchzuringen haben, daß *jeder* Mensch potentiell Eigeninitiative entwickeln und Verantwortung übernehmen kann. Wie oft wird gesagt, die Menschen seien dazu nicht bereit, sie möchten fremdbestimmt arbeiten. Richtig ist, daß mechanische Bildungsprozesse und abstumpfende Arbeitsbedingungen viele Seelen initiativlos gemacht haben.

Richtig ist aber auch, daß eine ernsthaft gemeinte Frage aus wirklich menschlichem Interesse aus jedem Menschen einen Lebensfunken hervorlocken kann. Solange wir die Menschen als Funktionsträger nach der

13 Siehe hierzu das Merkblatt Nr. 104 des Vereins für ein erweitertes Heilwesen: Walther Bühler, Heilkräfte des Denkens. 6. Aufl. Bad Liebenzell 1989.

Art ihrer Arbeitsaufgaben und womöglich ihrer Gehalts- oder Lohnstufe betrachten, sind menschliche Verhältnisse nicht wirklich in einem Arbeitszusammenhang herstellbar.

Auch wenn wir durch unsere verschiedenen Aufgaben in verschiedenem Maße Verantwortung tragen und unterschiedliche Gestaltungsfreiräume besitzen, so sind wir als Menschen doch in dem Eigenwert, in der Würde, in dem Recht auf Anerkennung unseres Daseins gleich. Dies kann in der Art der Zusammenarbeit zum Ausdruck kommen.

Eine erste Frage, die man in der Organisation von Arbeitszusammenhängen sich stellen kann, ist: Besitzt jeder Mitarbeiter an seinem Platz das größtmögliche Maß an Verantwortung, Entscheidungsfreiraum und Mitgestaltung an der Art der Arbeitsdurchführung, der Arbeitsorganisation und der sozialen Rahmenbedingungen, welches möglich ist? Viele Menschen sind von solchen Mitgestaltungsmöglichkeiten ausgeschlossen, weil sie die Zusammenhänge, in denen ihre Tätigkeit steht, nur unzureichend überblicken können. Damit wird die Gestaltungsfrage zur Bildungsfrage. Zur Organisation der Arbeit muß künftig unabdingbar gehören, daß jeder einzelne nach Vermögen den Zusammenhang seiner Tätigkeit mit dem gesamten Organismus, in dem er steht, und mit der Gesellschaft überblicken kann. Erst wenn ein solches Verständnis wenigstens in Ansätzen geschaffen ist, wird eine verantwortete Mitgestaltung möglich. Sachinformation ist dabei für das Darinstehen im Arbeitsprozeß viel wichtiger als ideologische Indoktrination, von welcher Seite auch immer sie kommen mag.

Jeder Mensch erfährt seine Würde in der Fähigkeit, aus Erkenntnis und aus der Zuwendung zu einer Sache zu handeln. Die ungeheure Kränkung von Millionen Menschen im heutigen Arbeitsleben rührt von der Nichtbeachtung dieses Quellortes menschlicher Würde her.

Es ist damit nicht gemeint, daß jeder Mensch über die gleichen Fähigkeiten verfügt, eine Arbeit zu leisten, die zum Beispiel auch darin bestehen kann, Arbeitszusammenhänge zu strukturieren. Es geht darum, daß jeder Mensch in größtmöglichem Umfang seine Würde durch die Gestaltung seines Arbeitsplatzes und die soziale Einbindung in das Ganze gewahrt weiß.

Datentechnik trägt, wie es ausgeführt wurde, die Möglichkeit zu verstärkter Kontrolle, zu Zentralisierung der Entscheidungen, zum Ablösen der Organisation von der Ausführung usf. in sich. Steht aber deutlich vor Augen, was an menschlichen Beziehungen in einem Arbeitszusammenhang gewollt wird, um Menschenwürde zu wahren, dann kann gerade auch Datentechnik in entgegengesetzter Richtung zur Dezentralisierung, zur Autonomie und zu individuellerer Arbeitsgestaltung verwendet werden. Ohne Leitbilder ist dieses aber nicht möglich.

Heilende Gesellschaftsgestaltung

Es wurde von den Gefahren und Möglichkeiten schon gesprochen, die Datentechnik in allen Bereichen des gesellschaftlichen Lebens geben kann. Angesichts der ungeheuren Zusammenballung von anonymem Kapital, über das eine kleine Menschengruppe systemkonform zu handeln gezwungen wird und durch das dank der Datentechnik potentiell ungeheure soziale Veränderungen bewirkt werden könnten, scheint es immer dringlicher, Wirtschaftszusammenhänge zu bilden, die aufgrund bewußter Absprachen von Konsumenten, Produzenten und Händlern ein menschliches Antlitz tragen. Dafür sind natürlich auch Kapitalien notwendig. Ihre Verwaltung muß aber aus dem relativ anonymen Eigentum, von dem aber doch der Druck zu einem bestimmten Verhalten ausgeht, in gesellschaftlich klar überschaubare Verfügung gegeben werden. Vieles ist in dieser Richtung schon gedacht und im kleinen erprobt worden, das hier heilsam sowohl gegenüber den maroden wirtschaftlichen Zuständen östlicher Staatswirtschaften als auch gegenüber den überhitzten Mechanismen westlicher Wirtschaften wirken könnte.

Sollen hier aber Änderungen eintreten, muß das Denken vorbereitet werden, wirklich Neues realistisch und nicht utopisch einschätzen und voranbringen zu können. Das heute staatlich kontrollierte Bildungswesen trägt diese Erneuerungskräfte nicht in sich. Es folgt in Ost und West den mechanistischen Gedankenformen, die im Dienst der Technik stehen. Im Osten ist das erdrückende Staatsmonopol über das gesellschaftliche Leben zerbrochen. Im Westen steht die tiefgreifende Erneuerung noch aus. Auch hier werden Herrschaftsansprüche von wenigen über viele – mit anderen Vorzeichen – aufrechterhalten, welche gesundende Verhältnisse nicht eintreten lassen. Zwang und Konsumverführung sind die beiden Mittel, die Orwell und Huxley in ihren Schriften als Verführung der Menschen dargestellt haben. In der Mitte muß die Menschenwürde bewahrende Freiheit des selbstbestimmten Menschen errichtet werden.

Rudolf Steiner hat in seinen Gedanken zur »Dreigliederung des sozialen Organismus« sozialhygienische Maßnahmen entwickelt, die eine am autonomen Menschen orientierte Gesellschaft möglich machen könnten, ohne daß fertig gedachte Formen nur in eine neue Ideologie führen würden. Indem er die Ideale der Französischen Revolution auf die drei großen Bereiche gesellschaftlichen Lebens bezog, sind Richtungen gewiesen, von denen Heilung ausgehen kann: *Freiheit* für das geistige und kulturelle Leben, *Brüderlichkeit* – Geschwisterlichkeit – für das wirtschaftliche Leben, *Gleichheit* für das demokratische Staatsleben.[14]

Hieran zu bauen, könnte eine lohnende Aufgabe für das begonnene Jahrzehnt sein!

Schluß

Veränderungen brauchen *Mut.* Mut brauchten die Menschen im Osten, um Diktaturen zu zerbrechen. Ehe aber unter Gefahr für Leib und Leben äußere Veränderungen möglich wurden, mußte Neues gedacht werden, war der Mut notwendig, abweichend von Konformität zu denken. Und so finden wir als die eigentlichen Heroen des Wandelns die Dichter und Denker, die *Mut* zu neuen Wegen besaßen. Dieser Mut, der doch zuerst nur in *unserer* Seele und in *unserem* Geist geweckt werden kann, vermag dann auch den Mut zu neuem *Handeln* zu wecken. Vertrauen in den lebendigen Geist in Mensch und Welt, Vertrauen auf das, was wir *in uns* gewinnen können, um es dann in die Welt zu tragen, schafft den Mut, der dann Lebenssicherheit und menschenwürdige Lebensziele gibt.

---

14 Siehe hierzu das Merkblatt Nr. 138 des Vereins für ein erweitertes Heilwesen: Udo Herrmannstorfer, Individualität und Staat – zur Dreigliederung des sozialen Organismus. Bad Liebenzell 1990.